APHONIE COMPLÈTE

TRAITÉE SANS SUCCÈS

PENDANT VINGT MOIS PAR LES MÉDICATIONS LES PLUS VARIÉES

ET GUÉRIE INSTANTANÉMENT

PAR

L'EXCITATION ÉLECTRIQUE

DU NERF LARYNGÉ INFÉRIEUR.

APHONIE COMPLÈTE

TRAITÉE SANS SUCCÈS

PENDANT 20 MOIS PAR LES MÉDICATIONS LES PLUS VARIÉES

ET GUÉRIE INSTANTANÉMENT

PAR

L'EXCITATION ÉLECTRIQUE

DU NERF LARYNGÉ INFÉRIEUR

Par le Dr R. PHILIPEAUX

Ancien interne des hôpitaux et hospices civils de Lyon,
lauréat et membre correspondant de plusieurs sociétés savantes, etc.

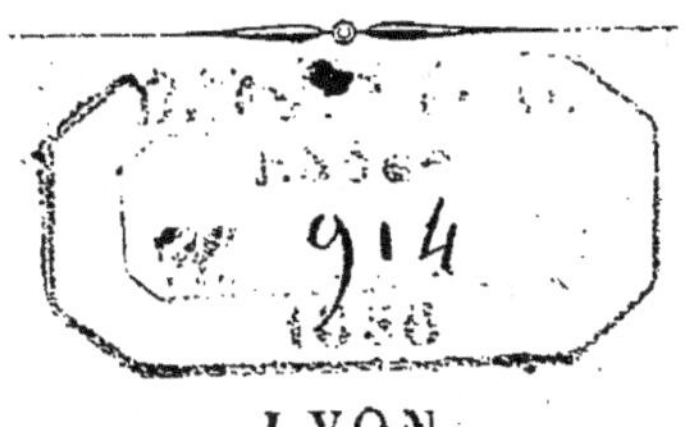

LYON

IMPRIMERIE D'AIMÉ VINGTRINIER

QUAI SAINT-ANTOINE, 36

1856

APHONIE COMPLÈTE

TRAITÉE SANS SUCCÈS

PENDANT VINGT MOIS PAR LES MÉDICATIONS LES PLUS VARIÉES

ET GUÉRIE INSTANTANÉMENT

PAR

L'EXCITATION ÉLECTRIQUE

DU NERF LARYNGÉ INFÉRIEUR.

Mademoiselle X...., âgée de 24 ans, d'un tempérament nerveux, fut prise, le premier janvier 1855, à la suite de l'impression d'un froid humide, d'un mal de gorge qui dura une huitaine de jours, et qui s'accompagna d'une toux vive et d'une aphonie complète. Des boissons adoucissantes et pectorales firent bientôt cesser la toux et l'inflammation pharyngienne, mais l'aphonie persista. Ce fut en vain que pour combattre cette maladie on employa successivement des médications énergiques, telles que gargarismes alumineux, vésicatoires au marteau à la partie antérieure du cou, cautérisations répétées du pharynx avec de ·l'ammoniaque et le nitrate d'argent, Mademoiselle X... resta aussi aphone que le premier jour. Des traitements généraux destinés à combattre l'état chloro-hystérique de cette malade (préparations de fer, antispasmodiques, tels que valérianne, teinture de castoréum, assa-fétida, purgatifs, etc.), des médications propres à ramener la contractilité musculaire, (préparations de strychnine, noix vomique), améliorèrent sa santé générale, mais ne purent en aucune manière rétablir la voix qui s'était si brusquement supprimée.

Tel était l'état de cette jeune personne, lorsque je fus appelé à lui donner mes soins, le 2 janvier 1856.

La voix était complétement abolie; malgré les plus grands efforts, cette demoiselle ne pouvait articuler aucun son, ni produire la moindre intonation ni le moindre cri; ces efforts même avaient pour conséquence de produire un léger chatouillement au fond de la gorge, qui la forçait à tousser.

Après m'être assuré qu'il n'existait aucune inflammation chronique du larynx ni aucune affection pulmonaire, je diagnostiquai une aphonie purement nerveuse, et je jugeai dès-lors que l'électrisation localisée suivant les procédés de M. Duchenne, de Boulogne, pourrait peut-être réussir à rétablir la voix. Dans ce but, je plaçai deux excitateurs humides sur la partie antérieure du cou, l'un au-dessus du corps thyroïde, l'autre au niveau de l'espace crico-thyroïdien (je me servis, dans ce cas, d'excitateurs coniques recouverts d'éponges), puis je fis passer un courant d'induction à intermittences d'abord assez éloignées les unes des autres, d'une seconde environ, et à un degré modéré ; et la malade, s'étant habituée à la sensation électro-musculaire, j'augmentai progressivement l'intensité et la rapidité du courant. Après huit séances, qui ne durèrent jamais plus de dix minutes chacune, n'ayant obtenu aucune espèce d'amélioration, je jugeai convenable de suspendre l'électricité, pour m'occuper à rétablir la santé de cette jeune personne, espérant pouvoir ensuite mieux réussir. En conséquence, je prescrivis des pastilles de lactate de fer, des bains salés, des antispasmodiques et un régime tonique. Pendant la durée de ce traitement, made-

moiselle X.... fut prise d'une attaque d'hystérie très-forte
et à laquelle succéda une paralysie complète du bras gau-
che. Quelques séances d'électricité localisée sur le membre
malade rétablirent, au bout d'une vingtaine de jours, les
mouvements. Dès que la paralysie eut cédé, je conseillai à
cette malade le changement de climat, de se rendre dans
les montagnes du Dauphiné et d'y suivre le traitement
général que je lui avais prescrit. Le séjour à la campagne
au milieu d'un air vif contribua beaucoup à améliorer la
santé générale. Je dois dire, toutefois, que cette jeune personne fut prise alors d'une crise nerveuse extrêmement
forte, qui dura plusieurs heures, mais qui heureusement
ne s'accompagna pas de paralysie, comme la précédente.

Le 5 août 1856, à son retour à Lyon, ayant constaté
une très-grande amélioration par rapport à l'état général,
je me décidai alors à recourir de nouveau à l'électricité.
Je commençai par agir comme précédemment, c'est-à-
dire en plaçant les deux excitateurs humides au-devant
du cou; mais au bout de huit séances, n'ayant obtenu
aucune amélioration, je plaçai un excitateur sur la lan-
gue, tandis que l'autre était maintenu au niveau de la ré-
gion crico-thyroïdienne. Je ne fus pas plus heureux en

suivant ce procédé que précédemment. Au bout de cinq séances, n'ayant absolument rien gagné par rapport à la voix, je résolus de recourir à une excitation plus directe et plus sûre des muscles qui président à la phonation : je me décidai à porter l'excitation électrique sur le nerf laryngé inférieur et sur les muscles du larynx. En conséquence, j'introduis un excitateur dans le pharynx, et je le fis pénétrer jusqu'au-dessous de la partie postérieure du larynx, le second excitateur ayant été placé à l'extérieur au niveau du muscle crico-thyroïdien, je fis passer un courant électrique assez fort. J'avais à peine touché les excitateurs, que la malade jeta un cri perçant et fut prise instantanément d'une crise nerveuse pendant laquelle elle ne fit que se plaindre et qu'appeler très-distinctement sa mère. La crise se prolongea pendant toute la soirée et une partie de la nuit. Mais quelle ne fut pas la surprise de cette jeune fille, lorsque, à son réveil, elle s'aperçut que l'aphonie avait complètement cessé, puisqu'elle parlait avec autant de facilité qu'avant sa maladie !

La voix étant revenue, je ne jugeai pas opportun de recourir de nouveau à l'électricité ; cependant, au bout de quelques jours, une toux opiniâtre s'étant manifestée, et la voix, qui jusqu'alors était très-distincte, s'étant affaiblie, je pratiquai immédiatement une petite saignée du bras, qui eut pour résultat de faire disparaître l'état de congestion du larynx et de ramener la voix à son timbre normal.

La guérison datant déjà de près de deux mois et ne s'étant pas encore démentie, j'ai tout lieu d'espérer que cette cure si remarquable se maintiendra.

Cette observation si intéressante nous montre un des merveilleux effets de l'électricité appliquée à la cure des paralysies. Chez notre malade, toute médication locale et générale n'avait pu triompher du mal. Pendant vingt mois, les médecins qui avaient été appelés tour à tour à la soigner, avaient successivement employé les traitements qui d'ordinaire offrent le plus de chances de succès sans en obtenir le moindre avantage.

L'électricité, au contraire, a produit dans ce cas un des résultats les plus beaux qu'elle puisse donner, puisque, au moment où notre malade était atteinte d'une aphonie que l'on considérait comme incurable, elle lui a rendu instantanément la voix et l'usage de la parole abolie depuis si longtemps.

Sans aucun doute l'électricité localisée ne produira pas toujours des résultats aussi favorables ; ce serait en vain que l'on chercherait par ce moyen à rétablir l'usage de la parole chez les individus atteints d'aphonie, liée à des lésions graves ou même à des inflammations chroniques du larynx. Dans des cas de cette nature, on aggraverait plutôt le mal que de le détruire. Mais si l'on a affaire à des aphonies purement nerveuses, cette méthode de traitement est sûrement celle qui offre le plus de chances de guérison. Chez notre malade, l'état général éminemment nerveux, les crises hystériques dont elle était souvent atteinte, l'absence complète d'inflammation dans le pharynx nous permettaient de croire à une aphonie nerveuse. Ce diagnostic fut encore rendu beaucoup plus sûr lorsque nous eûmes à traiter sa paralysie du bras. En effet, nous fîmes constater alors à tous ceux qui nous suivaient dans nos expériences que la paralysie du bras était bien purement nerveuse, puisque l'excitation électro-musculaire nous servit a constater l'intégrité complète de la contractilité électrique et l'abolition de la sensibilité, signe pathognomonique des paralysies hystériques. Il était dès lors naturel de rapporter à la même cause l'extinction de la voix. Je regrette de ne pouvoir entrer ici dans des détails qui me permettraient de démontrer, combien l'électricité localisée peut rendre de grands services lorsqu'on l'applique au diagnostic des paralysies. Il est curieux, en effet, de voir que sous l'influence de l'excitation électrique, les muscles paralysés répondent d'une manière toute différente, suivant que l'on a affaire à une paralysie du cerveau, de la moelle épinière, de la lésion traumatique des nerfs, etc. Mais ce que je ne puis faire actuellement, j'espère pouvoir l'accomplir sous peu de jours, et appuyer par des faits dont plusieurs de mes confrères ont été les témoins, les doctrines et les lois formulées à cet effet pour la première fois par Marschal Hall, et surtout par le savant et estimable docteur Duchenne, de Boulogne.

Ce fait nous fournit encore, au point de vue pratique, des aperçus lumineux ; il assigne une grande valeur aux préceptes de ce dernier auteur, qui recommande essentiellement de localiser le plus possible l'électricité sur les muscles auxquels il faut rendre leurs fonctions. En effet, tant que nous avons agi sur le devant du cou, nous n'avons obtenu aucune espèce d'amélioration, tandis que la guérison a été instantanée lorsque nous avons directement porté l'excitation électrique sur le nerf laryngé inférieur, et les muscles du larynx.

Il ne faudrait pas croire que ce fait soit encore le seul que la science puisse enregistrer comme un résultat très-heureux de l'emploi du galvanisme. La science possède déjà plusieurs exemples analogues. Dans les mémoires de l'Académie des sciences (1), se trouve l'histoire d'une jeune fille de quatorze ans, frappée de paralysie et de la perte de la parole par suite de frayeur, et qui se rétablit sous l'influence d'électrisations répétées. César Pellegrini (2), guérit en douze séances d'électrisation, avec une pile de soixante-dix éléments, un jeune homme de 24 ans d'une aphonie qui datait de 16 mois.

Le docteur Walter (3) rendit, peu de temps après, à un

---

(1) Année 1753.
(2) Voyez le journal allemand *Canstatt's Jahres Bericht*, 1843.
(3) Même journal, 1845.

14

homme de 45 ans, à l'aide d'un appareil magnéto-électri-
que, la parole abolie depuis peu de temps.

Le même journal allemand (1) rapporte l'observation
d'une femme de 24 ans, atteinte du vice syphilitique,
complètement aphone par suite d'une laryngite chronique, qui recouvra la voix à la troisième séance d'électrisation.

On trouve encore dans le traité de M. Duchenne, de Boulogne (2) deux observations d'aphonie produite par la paralysie des muscles du larynx, et traitée avec succès par
l'électrisation localisée. Le premier fait est celui d'une jeune
fille de 17 ans, d'un tempérament nervoso-sanguin, dont
l'aphonie, consécutive à un mal de gorge et datant de sept
mois, fut complètement guérie par quinze séances d'électrisation localisée au devant du cou.

La seconde observation a trait à une aphonie datant de
deux ans et demi, qui fut guérie par quatre séances d'électrisation localisée sur le nerf laryngé inférieur.

Enfin, M. Sédillot a communiqué à l'Académie des
sciences (3) l'observation d'une femme de 30 ans, at-

(1) Voyez le journal allemand *Constatt's Jahres Bericht*, 1847.
(2) *De l'électrisation localisée*, page 774.
(3) Séance du 24 décembre 1855.

teinte de mutité et d'aphonie complètes, datant de douze années, complètement guéries en quelques séances par l'application de l'électricité d'induction.

L'ensemble de ces faits démontre suffisamment que l'application du galvanisme à la guérison des aphonies nerveuses est une méthode de traitement qu'on ne saurait trop recommander, puisque dans tous les cas rapportés plus haut, elle a guéri alors que toutes les autres méthodes de traitement avaient été inutilement employées.

(*Extrait de la* GAZETTE MÉDICALE DE LYON).